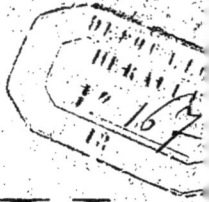

# LE
# JÉQUIRITY

## EFFETS PHYSIOLOGIQUES

### ET

## APPLICATIONS THÉRAPEUTIQUES

### Par Louis-Camille THÉRON

DOCTEUR EN MÉDECINE

Médecin de 2me classe de la Marine.

MONTPELLIER

TYPOGRAPHIE ET LITHOGRAPHIE BOEHM ET FILS

ÉDITEURS DU MONTPELLIER MÉDICAL

IMPRIMEURS DE LA GAZETTE HEBDOMADAIRE DES SCIENCES MÉDICALES

1884

# LE

# JÉQUIRITY

## EFFETS PHYSIOLOGIQUES

### ET

## APPLICATIONS THÉRAPEUTIQUES

### Par Louis-Camille THÉRON

DOCTEUR EN MÉDECINE

Médecin de 2ᵐᵉ classe de la Marine.

———✦———

## MONTPELLIER

### TYPOGRAPHIE ET LITHOGRAPHIE BOEHM ET FILS

ÉDITEURS DU MONTPELLIER MÉDICAL

IMPRIMEURS DE LA GAZETTE HEBDOMADAIRE DES SCIENCES MÉDICALES

### 1884

# A LA MÉMOIRE DE MON PÈRE

# A MA MÈRE

## A MA GRAND'MÈRE

### A mon Oncle PUECH

Lieutenant de Vaisseau,
Chevalier la Légion d'Honneur.

**ET A SA FAMILLE**

### A Monsieur le Docteur AUBIN

Médecin de la Marine en retraite,
Chevalier de la Légion d'Honneur.

**ET A SA FAMILLE**

## A MES PARENTS

L.-C. THÉRON.

# A Monsieur le Professeur GRASSET

Professeur à la Faculté de Médecine de Montpellier.


# A MES MAÎTRES

# DE L'ÉCOLE DE MÉDECINE NAVALE DE TOULON


# A MES AMIS

L.-C. THÉRON.

# AVANT-PROPOS.

Ce sujet de Thèse nous a été inspiré pendant notre séjour aux Saintes (Guadeloupe), à la suite d'accidents survenus chez cinq Indiens détenus à la prison centrale de la colonie, dont j'étais le médecin.

Pour se faire exempter de service, ils n'avaient trouvé rien de mieux que de se mettre dans les yeux de la poudre de semences de Jéquirity. Effrayé des accidents terribles qui s'étaient déclarés, l'un d'eux me fit la confession de son imprudence. Je me serais rendu difficilement compte de ces accidents bizarres, sans un article paru dans le journal médical, auquel j'étais abonné.

A partir de ce moment, je me serais occupé avec plaisir de la question si les éléments de travail aux Saintes n'avaient pas fait défaut. C'est à Montpellier seulement, grâce à l'obligeance de M. le professeur Grasset, qui a mis son laboratoire à ma disposition, que j'ai pu faire quelques expériences sur des chiens. — Qu'il me soit permis de le remercier ici de toutes ses bontés et de ses conseils !

Pour un sujet aussi complexe, il aurait fallu des expériences beaucoup plus nombreuses que celles que j'ai entreprises. La préoccupation des examens et le manque de temps m'ont empêché d'en faire davantage. La plupart, incomplètes par suite de mon départ précipité de Montpellier, n'ont pu être reproduites.

J'ose espérer que mes Juges tiendront compte de mes efforts et de ma bonne volonté dans la préparation de ce travail et qu'ils lui trouveront quelque peu d'utilité.

2

## DIVISION DU SUJET.

Ce travail a été divisé en six parties, dans lesquelles les effets physiologiques et les applications thérapeutiques du Jéquirity tiennent le plus de place. A notre avis, ce sont les points les plus importants, quand il s'agit d'un agent qui n'est pas encore admis par tous les médecins, et surtout d'un agent thérapeutique nouveau.

Nous traitons dans le premier chapitre : de l'Historique ;

Dans le deuxième, nous donnons une Description succincte du Jéquirity, de ses préparations pharmaceutiques, de l'Examen microscopique des macérations ou infusions de la graine ;

Dans le troisième, nous traitons des Effets physiologiques de la poudre elle-même en insufflations dans les yeux et des Effets des macérations ou infusions sur la muqueuse oculaire, dans le tissu cellulaire sous-cutané, sur l'organisme ;

Dans le quatrième, il est question du Mode d'action ;

Dans le cinquième, des Applications thérapeutiques ;

Le sixième comprend les Appréciations et les Conclusions.

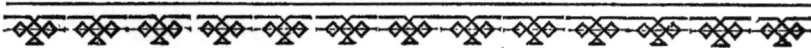

# LE JÉQUIRITY

EFFETS PHYSIOLOGIQUES ET APPLICATIONS THÉRAPEUTIQUES

## CHAPITRE PREMIER.

### Historique.

Le premier qui ait écrit sur le Jéquirity, ou liane à réglisse, est un docteur brésilien, Castro e Silva (du Ceara) qui, en 1867, faisait paraître un Mémoire sur les dangers de cette plante et les accidents qu'elle détermine du côté des yeux. Les graines étaient employées depuis longtemps par les gens du pays dans les affections oculaires, et il est certain que ce n'est pas la seule région où on leur reconnût ces propriétés. Dans l'Inde, les effets du *Goundoumani* (nom indien de la liane) sont connus des sorciers et des guérisseurs, et ils en font un fréquent usage. Les cinq observations qui me sont personnelles prouvent surabondamment que cette plante est d'un usage vulgaire, et que les Indiens connaissent, en même temps que les vertus bienfaisantes du *Goundoumani*, les dangers auxquels il expose.

Le Mémoire du médecin brésilien ne fut pas remarqué, et on peut dire que c'est le hasard qui a fait passer cette drogue du domaine empirique dans la thérapeutique rationnelle. Un client de M. de Wecker, venu en France pour se débarrasser d'une conjonctivite granuleuse et rentré au Brésil guéri, fut repris chez lui de la même affection et fit usage alors du remède communément employé par ses compatriotes. Les yeux guérirent, et il communiqua à M. de Wecker la manière dont on se servait au Brésil « du prodigieux remède ».

Ceci se passait en avril 1882, et le savant oculiste de Paris commençait dans sa Clinique de la rue Cherche-Midi ses expériences, qui sont rapportées pour la plupart dans les *Annales d'Oculistique* et dans les Mémoires publiés par lui et par ses élèves. Un grand nombre d'auteurs se sont occupés, après lui, du Jéquirity : les uns pour le combattre, les autres pour le préconiser et en faire presque un spécifique contre la granulation. On peut dire que la nouvelle méthode a excité la curiosité des savants de tous les pays et qu'elle a été expérimentée un peu partout : en France, par de Wecker, Abadie, Panas, Cornil et Berlioz, Gayet, etc., etc.; en Italie, par Nicolini, Mazza, Manfredi, etc.; en Espagne, par Alcon, Osio, etc.; en Allemagne, par Vossius, Sattler, etc.; en Belgique, par Deneffe, Warlomont, etc.; en Angleterre, par Smith, Brailey, etc.; à l'étranger, par Mura-Bragil, Brown, etc., etc. — Quelque temps après la première publication de M. de Wecker, le docteur Mura-Brazil (du Piauby, Brésil), son ancien élève, a voulu soulever la question de priorité et s'attribuer les premières études à ce sujet. Il est possible, probable même, que le médecin brésilien ait connu la liane à réglisse dans son pays avant qu'elle fût introduite en France ; mais la première publication scientifique a été faite par M. de Wecker (*Annales d'Oculistique*, juillet-août 82), celle de M. Mura-Brazil étant de novembre–décembre 82, même recueil, et l'on peut dire qu'à l'ophtalmologiste français revient l'honneur d'avoir lancé le remède. Nous ne saurions mieux faire, pour trancher la question, que de citer l'opinion du rédacteur des *Annales d'Oculistique*, M. Warlomont.

« Ce serait un acte *d'inqualifiable injustice* que de dénier à l'honorable praticien du Cherche-Midi le mérite d'avoir signalé au monde ophtalmologique les propriétés du Jéquirity et d'avoir introduit, au moins à titre d'expérience, en attendant mieux, cette plante dans la pratique ophtalmologique.

» Avoir eu confiance dans l'affirmation que lui donnait à cet égard un ancien client ; avoir fait venir du Brésil la graine tant vantée ; avoir fait sur une vaste échelle des expériences en vue d'en fixer la valeur ; avoir recherché le meilleur mode de préparation et d'application du moyen énergique qui faisait sa première apparition en Europe, et l'avoir fait connaître, telle est la part qui revient au docteur de Wecker, et qu'on ne lui contestera pas dans l'histoire d'une médication nouvelle, appelée, selon toute vraisemblance, à faire quelque bruit dans le monde scientifique.»

## CHAPITRE II.

### Le Jéquirity. — Préparations pharmaceutiques. Examen microscopique.

Connue aux Antilles et en Amérique sous le nom de *liane à réglisse* et de *Géquirity* ou *Jéquirity*, dans l'Inde sous celui de *Goundoumani*, et en Espagne sous celui d'*Arbol del Rosario*, cette plante, appelée d'abord *Glycine abrus*, puis *Abrus precatorius* par Linné, appartient à la famille des Légumineuses, tribu des Papillonacées, sous-tribu des Abrinées. Le Maoust et Decaisne en parlent ainsi : « Arbrisseau de l'Afrique et de l'Asie tropicales, transplanté en Amérique, à racines employées dans toute la zone torride au même usage que la réglisse. Graines rouges, luisantes, à hile noir, dont on fait des chapelets et des colliers ». La plupart des botanistes : Linné, Baillon, les auteurs précédents, sont unanimes à la trouver originaire de l'Afrique et de l'Asie tropicales ; Mura-Brazil (de Rio-Janeiro), au contraire, la dit originaire du Brésil et ne peut pas s'expliquer comment on pourrait la trouver dans les forêts vierges de son pays, s'il en était autrement. Mais « n'est-ce pas un fait accepté par la science, dit Le Maoust, que beaucoup d'arbres et de plantes que l'on croit originaires d'un pays n'y sont que transplantés par les oiseaux, qui y déposent les semences intactes dans le produit de leurs digestions ? » Cette plante est très commune aux Antilles et y croît surtout dans les terrains secs et rocailleux. On ne l'y emploie à aucun usage interne, et les graines seules, d'une très belle couleur rouge, sont utilisées pour la confection de colliers, de chapelets, d'objets d'art d'un très bel effet. Sur la foi des auteurs, je signalerai en passant l'emploi de la racine au même titre que la réglisse, des feuilles en infusion comme stomachiques. Au dire de Prosper Alpin, les Égyptiens em-

ploient les graines comme comestibles. Littré et Robin, dans leur Diction-
naire, disent aussi que les graines se mangent comme haricots secs dans
l'Inde et l'Égypte. Les propriétés des diverses parties de la plante, si tant
est qu'elles aient été bien constatées, perdent tout leur intérêt devant l'action de la graine, qui est seule entrée dans le domaine de la thérapeutique. Les graines sont contenues au nombre de quatre ou cinq dans une
gousse de un pouce à un pouce et demi de long, qui s'ouvre au moment
de la maturité. Ces pois sont connus chez nous sous le nom de pois d'Amérique; en Allemagne, sous celui de pois de *Pater noster*. Les semences
sont très dures et très difficiles à triturer, d'un rouge éclatant avec une
tache noire, au centre de laquelle s'insère le hile ; elles ont une forme
ovoïde et présentent toutes le même volume ; leur poids moyen est de
un décigramme, ce qui permettrait de doser les préparations Jéquiritiques
sans avoir recours aux pesées. Réunies en masses, elles ont une odeur
vireuse, et cette odeur est prononcée surtout lorsqu'elles ont été réduites
en poudre.

*Poudre*. — On pourrait employer les semences en poudre. Cette préparation a été employée en effet par Manfredi, en Italie, en insufflation sur
la conjonctive chez l'homme et les animaux ; mais il s'est déclaré des
accidents tellement graves que, pour l'homme, on y doit renoncer complètement. Les cinq observations que je donne plus loin sont assez typiques
pour qu'un médecin consciencieux n'ose jamais recourir à cette préparation.

*Pommade*. — Le docteur espagnol Osio, n'obtenant pas par les instillations ordinaires des effets satisfaisants, a eu recours à une pommade au
Jéquirity composée de poudre 1 gram. pour vaseline 30 gram. Il a traité
trois trachomateux avec cette préparation et est arrivé aux résultats désas-
treux que nous signalerons plus loin.

*Préparations aqueuses. Infusions et macérations*. — On peut faire des
infusions ou des macérations avec les graines entières ou concassées. Ce
sont les préparations les moins dangereuses et les plus employées. Le client
de M. de Wecker, en lui faisant part de sa guérison, lui indiquait ainsi

la méthode ordinaire employée au Brésil : « Faire triturer 32 graines bien pulvérisées et macérer le produit dans 500 gram. d'eau froide pendant vingt-quatre heures, puis ajouter le jour suivant 500 gram. d'eau chaude. Filtrer ce liquide immédiatement après refroidissement. Le malade pourra alors s'en servir pour se baigner les yeux trois fois dans la journée. Si l'irritation produite par ces trois bains devient d'une grande intensité, cela sera suffisant; dans le cas contraire, le malade devra recommencer la même opération le second jour, et au besoin le troisième, en se servant toujours du même liquide. Le malade devra garder la chambre noire pendant quinze jours. » De nombreuses modifications ont été apportées à la méthode brésilienne ordinaire par M. de Wecker, à la suite de ses expériences cliniques. C'est ainsi qu'il a remarqué que l'épisperme était complètement inactif et qu'il était plus utile d'employer les graines décortiquées; que la macération à froid était beaucoup plus efficace que l'infusion et que la température de l'ébullition enlève toutes les propriétés au médicament; que le liquide récemment préparé était sutout actif, et qu'en vieillissant il perdait ses propriétés; que pour faciliter sa conservation, il ne fallait jamais mélanger à la liqueur des antiseptiques qui la rendaient moins active et pouvaient lui enlever finalement toutes ses qualités; qu'une seule lotion suffit pour provoquer l'inflammation; que la macération est d'autant plus active qu'elle est plus concentrée; qu'il est complètement inutile d'enfermer les malades dans une chambre noire pour obtenir les effets voulus. A la suite de ces observations très intéressantes, M. de Wecker a renoncé au macéré infusé $3^{gr},2$ pour 1,000 gram. d'eau, et il préconise les macérations à froid avec les graines décortiquées. Il fait préparer trois sortes de macérations : Macération n° 1 à 2 gram. pour 100 gram. d'eau distillée; —Macération n° 2 à 3 gram. pour 100 gram. d'eau ; — Macération n° 3 à 5 gram. pour 100 gram. d'eau. On emploie l'un ou l'autre macéré suivant l'effet que l'on veut obtenir, et c'est en général au macéré n° 2 qu'on s'adresse dans les cas ordinaires. Une précaution indispensable pour obtenir tout l'effet voulu, c'est de retourner la paupière, de faire la lotion sur la conjonctive et d'atteindre les culs-de-sac conjonctivaux. Le célèbre ophtalmologiste préfère l'éponge fine, qu'on promène doucement en l'ex-

primant sur la muqueuse, aux instillations, aux lotions, aux badigeonnages avec les pinceaux. Il n'est pas indifférent, avons-nous dit, d'employer
les macérations anciennes ou récemment préparées. La macération de
Jéquirity, en effet, s'altère vite. Le premier jour, elle a une odeur légèrement vireuse qu'elle conserve trois ou quatre jours. Le quatrième jour, on
voit le liquide divisé en deux couches, l'inférieure nuageuse, la supérieure
limpide, et à la surface, directement en rapport avec l'air ambiant, une
pellicule blanchâtre luisante.

Vers le cinquième jour, la liqueur se trouble et prend une odeur légère de
marc de café, qui va en augmentant jusqu'à ce que la liqueur n'ait plus de
propriétés ou presque plus. Cela se produit du huitième au dixième jour.
Pour obtenir d'une préparation Jéquiritique tout l'effet voulu, il ne faudra
employer par conséquent que des préparations fraîches ; on ne devrait pas
se servir d'une préparation qui aurait plus de cinq jours de date. On a
extrait de l'*Abrus precatorius* une huile essentielle qui n'a pas d'action ;
un produit résineux, de couleur verdâtre, qui a été employé et s'est montré
beaucoup moins actif que la macération. M. le D$^r$ Robinet a retiré des semences un extrait vert foncé, soluble dans l'eau, mais complètement inactif.
L'épisperme seul, traité par l'eau bouillante, donne un pigment d'un beau
rouge dont l'action est aussi tout à fait nulle. Le D$^r$ Mura-Brazil accorde
ses préférences à l'extrait résineux verdâtre, qu'il emploie à la dose de
20 centigr. pour 10 gram. d'eau, pour déterminer de légères conjonctivites;
au macéré avec la graine sans épisperme, à la dose de 0,50 centigr. pour
10 gram. d'eau, quand il veut obtenir des effets plus puissants.

La macération de Jéquirity distillée et examinée au microscope ren-
ferme un grand nombre de bacilles qui ont été l'objet d'une étude spéciale
de la part de M. Sattler, professeur d'ophtalmologie à la Faculté d'Erlangen,
et, dernièrement, des professeurs Cornil et Berlioz. « Quelques instants
après la macération, quelquefois six heures, d'autres fois un peu plus
longtemps suivant la température, on trouve les premiers bâtonnets sous
forme de corps cylindriques d'un aspect opaque, homogène, ayant 0,58 $\mu$
d'épaisseur et à peu près 2,5 à 4,5 $\mu$ de longueur. Ces corps sont en partie

en repos complet, en partie ils exécutent sur place des mouvements de flottement ou de rotation, en partie aussi ils nagent avec une grande vivacité dans le champ visuel » (Sattler).

Nous avons dit qu'en vieillissant, la macération se divisait en deux couches et que la surface du liquide se recouvrait d'une pellicule blanchâtre luisante. La partie nuageuse contient des flocons albumineux et très peu de bacilles ; la partie limpide serait au contraire abondamment pourvue de micro-organismes, surtout très près de la pellicule. Celle-ci serait formée de nombreuses cellules sporifères qui ne seraient que les éléments au moyen desquels se développeraient les bacilles de la liqueur. Au bout d'un certain temps, quinze jours environ, la pellicule, après s'être légèrement enroulée sur ses bords, se dépose au fond du vase. La liqueur, qui était trouble, devient de plus en plus limpide et elle s'appauvrit progressivement d'éléments organisés. On y verrait encore, mais en très petit nombre, le *Bacillus subtilis*, qui, ne trouvant pas les éléments favorables à son développement, n'y prospère pas. Jamais on ne rencontrerait le bacille de la putréfaction, le *Bacillus termo*. Les micro-organismes des solutions jéquiritiques sont essentiellement aérobies ; aussi ne se développent-ils jamais dans des solutions complètement à l'abri de l'air. Les liquides antiseptiques, comme le thymol, le sublimé, empêchent leur développement, et les macérés dans lesquels on a mis de petites quantités de ces substances perdent toute leur action.

# CHAPITRE III.

## Effets physiologiques du Jéquirity.

ARTICLE PREMIER. — Action du Jéquirity en nature sur
la conjonctive.

La poudre de semence de Jéquirity insufflée sur la conjonctive produit
des désordres excessivement graves. Ce n'est que dix-huit à vingt-quatre
heures après l'opération que les accidents deviennent bien manifestes. On
constate d'abord une tuméfaction énorme des paupières, avec douleurs
vives autour des orbites et écoulement abondant de liquides séreux ou
séro-purulents. Certains auteurs prétendent que l'ophtalmie s'établit sans
douleurs (Wecker), d'autres (Deneffe) qu'elle est très douloureuse. Mes
observations démontrent que les Indiens se plaignaient de vives douleurs, tandis que les chiens ne paraissaient pas souffrir dès le début. En
soulevant les paupières, qui sont très tendues et résistantes, on aperçoit
une rougeur très vive des conjonctives palpébrale et oculaire, quelquefois
des dépôts grisâtres ressemblant à de fausses membranes et souvent un
commencemement de chémosis. C'est ce chémosis qui, à notre avis, est
la cause des désordres qui se produisent quelques jours plus tard. Celui-
ci augmente en effet, et la cornée, se trouvant ainsi privée d'une grande
partie de ses éléments de nutrition, subit par endroits certaines dégénéres-
rences (graisseuse sans doute), qui lui enlèvent son élasticité et sa résistance, et elle finit par se perforer ou faire hernie. Très souvent, dans le cours
de l'ophtalmie, l'iris s'enflamme à son tour, et c'est à cette cause que
sont dues les douleurs que présentent les chiens en expérience, qu'ont pré-
sentées les hommes imprudents qui sont le sujet de mes observations. Il se
produit de la fièvre pendant les accidents, fièvre légère qui n'est pas en
rapport avec l'intensité de l'ophtalmie. La température rectale a été prise
chez les chiens qui ont servi à nos expériences ; elle s'est élevée à 41°,8

au bout de douze heures, et s'est maintenue à 40° le lendemain, pour tomber ensuite à 39°, température normale pour ces animaux. La durée de l'ophtalmie produite par la poudre des semences de Jéquirity est de huit à douze jours, mais les lésions cornéennes persistent très longtemps et peuvent rester stationnaires. C'est le cas des cinq Indiens qui ont eu l'imprudence d'employer le Jéquirity pour se rendre malades. Examinés à leur départ pour Cayenne, tous avaient à peu près les mêmes lésions que le jour où ils avaient quitté l'infirmerie. Des trois chiens qui ont été le sujet de nos expériences avec la poudre de semences, l'un avait une cornée opaque, mais cette opacité semblait s'éclaircir au moment où nous avons quitté Montpellier ; les deux autres, soumis déjà à des médications internes et affaiblis, semblaient avoir perdu pour toujours la vision. Nous rapportons es observations détaillées des cinq Indiens prisonniers ; elles ont été recueillies aux Saintes (Guadeloupe), où nous étions chargé du service du pénitencier. Nous les faisons suivre des lésions que le Jéquirity a déterminées chez les trois chiens sur lesquels nous avons expérimenté dans le laboratoire de M. le professeur Grasset.

PREMIÈRE OBSERVATION (Personnelle).

Mangly, 25 ans, Indien forçat, originaire de Calcutta, détenu à la prison centrale de l'Ilet-à-Cabris (Guadeloupe).

Le 14 janvier 1883 au soir, dépose dans ses deux yeux de la poudre de semences de Jéquirity. Il n'est vu que le mardi 16, jour de la visite. La veille, ses yeux avaient gonflé et il se plaignait de douleurs vives. Le 16, je constate une tuméfaction considérable des deux yeux, dont les paupières ne peuvent être relevées naturellement. Sur les joues s'écoule une humeur purulente, les cils sont collés ; le malade accuse des douleurs très vives autour de l'orbite et au fond des yeux. En relevant la paupière, on aperçoit dans les sinus conjonctivo-palpébraux inférieurs de petites masses blanches agglutinées (poudre de Jéquirity sans doute) et du pus. Photophobie intense. Les conjonctives sont fortement injectées ; les deux cornées sont ternes, paraissent dépolies. Commencement de chémosis. — Prescription : Purgation au calomel, injections émollientes dans les yeux plusieurs fois par jour ; compresses d'eau tiède et collyre à l'atropine (1 %), deux fois par jour.

19. Les paupières ont diminué de volume, mais la suppuration est toujours abondante. Il s'est développé sur le globe oculaire une pseudo-membrane grisâtre, analogue aux exsudats diphtériques. Augmentation du chémosis. Les cornées commencent à s'ulcérer ; dans la chambre antérieure, l'humeur est troublée.— Prescription : Purgatif drastique. Scarification des conjonctives. Lavages fréquents, compression du globe oculaire et collyre à l'atropine.

23. Plus de douleurs quand les yeux sont pansés, photophobie intense quand on les examine. Les ulcérations cornéennes s'accentuent.— Prescription : Lavages, compression, collyre à l'atropine et au sulfate de cuivre (0,30 pour 30 gram.).

26. Plus de gonflement des paupières, mais toujours injection vive des conjonctives ; suppuration diminuée ; disparition des exsudats. La cornée, surtout la gauche, est opaque, et les ulcérations gagnent en profondeur.— Prescription : Scarifications, lavages répétés, compression. Les deux collyres.

30. Conjonctives moins enflammées, mais en deux endroits dans l'œil gauche : kératocèle.—Prescription : Lavages, compressions, collyre à l'atropine trois fois par jour ; astringent une fois.

2 février. Inflammation des conjonctives à peu près disparue. L'œil droit à son tour présente une kératocèle sur le bord inférieur de la cornée. La vision existe, quoique troublée, dans cet œil, tandis que dans l'œil gauche, où le champ pupillaire est intéressé, elle est complétement abolie.

9, 13, 20, 27. Même état que précédemment. Jusqu'au 6 mars, on a pratiqué la compression des yeux et on a instillé deux fois par jour de l'atropine.

6 mars. L'individu est renvoyé à un service léger, avec ordre de travailler à l'ombre et avec un bandeau noir.— En septembre, départ de l'Indien pour Cayenne. Il a conservé à peu près les mêmes lésions. Œil droit : kératocèle à peine apparente et qui finira par disparaître. Vision à peu près

normale. Œil gauche : vision abolie ; la cornée est d'une opacité nacrée et d'une courbure inégale aux endroits qu'occupaient les hernies et très exagérée. C'est le commencement d'un staphylome opaque.

OBSERVATION II (Personnelle).

Dindoyal, Indien forçat, 22 ans, originaire de Calcutta, détenu à la prison centrale de l'Ilet-à-Cabris (Guadeloupe).

Le 14 janvier 1883 au soir, dépose dans ses deux yeux de la poudre de semences de Jéquirity. Il n'est vu que le 16 ; mais la veille, gonflement énorme des paupières et douleurs excessives dans les yeux, pour lesquelles l'infirmier de la prison applique un vésicatoire.

Le 16, jour de visite, je constate un gonflement aussi considérable que s'il s'était agi d'une ophtalmie blennorrhagique. Écoulement d'humeur séro-purulente sur les joues ; douleurs excessives accusées par le malade. En soulevant les paupières, j'aperçois de la matière blanche en grumeaux dans les sinus remplis de pus, et des exsudats membraneux tapissant le globe oculaire. Conjonctivite intense ; cornée dépolie, photophobie ; pupilles rétrécies ; chémosis très prononcé. Pas de fièvre.— Prescription : Purgatif drastique, lavages fréquents des yeux ; compresses émollientes et collyre à l'atropine (1 p. 100) Diète.

19. Ophtalmie moins intense, mais toujours abondante suppuration et chémosis très prononcé. Cornée de plus en plus terne et dépolie ; ulcérations commençantes du côté gauche. — Prescription : Régime léger, un purgatif; scarification, lavages fréquents et compresses émollientes; collyre à l'atropine et au sulfate de cuivre.

23. Inflammation et suppuration moindres. Chémosis moins intense. Les ulcérations du côté gauche augmentent ; commencement d'ulcération du côté droit en trois endroits. Humeur purulente dans la chambre antérieure. Les fausses membranes disparaissent. — Prescription : Régime léger ; lavages et compresses émollientes, compression. Les deux collyres.

26. Nouvelle poussée inflammatoire du côté des conjonctives, chémosis augmenté, suppuration légèrement accrue.— Prescription : Scarifications ; mêmes soins que précédemment.

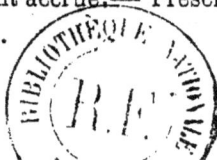

30. Il n'y a plus qu'une légère inflammation. Les ulcères ont augmenté en largeur et sont aussi plus profonds, surtout à gauche.— Prescription : Lavages ; compresses boratées ; coton et compression. Les deux collyrès.

2 février. L'œil gauche présente une hernie de la cornée en deux endroits. De ce côté, presque plus d'inflammation, mais du côté droit conjonctive assez fortement injectée. Ici les ulcérations s'étendent en largeur et empiètent sur la pupille.— Prescription : Mêmes soins que précédemment. Une cuillerée d'huile de foie de morue.

6. L'œil gauche stationnaire, mais plus de traces d'inflammation. Les ulcères de l'œil droit, plus étendus, mais moins profonds que ne l'étaient ceux du côté opposé, restent aussi stationnaires. Injection de la conjonctive à peu près nulle. — Mêmes soins que précédemment. Deux cuillerées d'huile de foie de morue.

13. Les deux hernies de gauche sont réunies, ce qui donne la grosseur d'un pois moyen à la kératocèle. A droite, la cicatrisation continue. — Prescription : Mêmes soins que précédemment.

27. La hernie gauche est rétrécie. Cicatrisation complète des ulcérations droites. La vision est complètement abolie à droite, presque nulle à gauche. — Prescription : Compression et collyre à l'atropine à gauche.

20 mars. Cet Indien est mis hors de service, mais renvoyé de l'infirmerie. La hernie est tombée et remplacée par une cicatrice nacrée. L'œil droit a une cornée nacrée complètement opaque.

En septembre, quand l'Indien est parti pour Cayenne, il présentait, comme lésion à gauche : courbure irrégulière de la cornée, mais par deux points très rapprochés du centre, transparents; la vision, avec certains mouvements de tête, était faible mais possible ; à droite, la cornée était aussi opaque et nacrée qu'en mars ; vision abolie.

OBSERVATION III (Personnelle).

Rebty, 21 ans, Indien originaire de Calcutta, forçat détenu à la prison centrale de l'Ilet-à-Cabris (Guadeloupe).

Le 14 janvier au soir, comme les deux précédents, dépose dans ses deux yeux de la poudre de semences de Jéquirity. C'est celui qui a dénoncé ses deux complices, tout penaud des effets du remède, qu'il ne connaissait pas. Il a présenté des symptômes plus violents que les autres jusqu'au jour de ma visite ; il a été du reste le plus éprouvé des trois.

16. Douleurs très vives autour des orbites ; écoulement abondant sur les joues d'une humeur purulente ; les paupières sont tellement tuméfiées qu'on ne peut les ouvrir qu'avec la plus grande difficulté. Je puis apercevoir tout de même dans le sinus inférieur des amas grisâtres de poudre baignant dans le pus. Les conjonctives sont très enflammées, couvertes d'un exsudat grisâtre, le chémosis très intense ; les cornées, dépolies et complètement ternes, rendent la pupille à peine visible— on la dirait dilatée. Pas de fièvre, mais la veille l'infirmier avait constaté dans la soirée un mouvement fébrile.— Prescription . Huit sangsues, un purgatif, lavages répétés et compresses émollientes. Compression légère, onction belladonée autour des yeux.

19. L'ophtalmie est un peu moins intense, mais la suppuration toujours très abondante et floconneuse. Les paupières, ouvertes plus facilement, permettent de constater le développement énorme du chémosis dans les deux yeux, la purulence de l'humeur aqueuse, l'ulcération commençante des cornées, surtout à gauche. Le malade accuse toujours une vive douleur autour des orbites. La veille, l'infirmier a constaté de la fièvre le soir ; au moment de la visite, je n'en trouve pas. — Prescriptions : Diète, un purgatif ; lavages fréquents, compresses avec coton ; pommade belladonée. Scarifications abondantes. Collyre à l'atropine.

23. Les symptômes douleur et inflammation sont moins accusés. Le chémosis, quoique moins fort, est toujours inquiétant. Les ulcérations, surtout à gauche, sont plus profondes. La suppuration est un peu moins abondante. Les pseudo-membranes ont disparu. — Prescription : Comme précédemment ; en plus, le collyre au sulfate de cuivre.

26. Hernie de la cornée du côté gauche. Les ulcérations s'étendent du côté droit. Le chémosis a beaucoup diminué. La suppuration est modérée. — Prescription : Lavages répétés, compression avec coton. Collyre au sulfate de cuivre et à l'atropine.

30. Le malade se plaint d'avoir senti un écoulement plus abondant du côté gauche, avec douleur qui a disparu aujourd'hui. Je constate dans cet œil deux hernies de l'iris, l'une au-dessous du champ pupillaire (c'était l'endroit occupé par la kératocèle), l'autre en dehors et en bas, grosses comme des lentilles. A droite, quelques points ulcérés cicatrisent : mais en dedans et au-dessous de la pupille, prolapsus de la membrane de Descemet. L'inflammation des deux côtés est très modérée. — Prescription : Compression et collyres de temps en temps. Lavements, si garde-robes difficiles.

2 février. Même état. A droite, le prolapsus est moins accusé et les ulcérations cicatrisent. — Mêmes soins.

6. A droite, la cicatrisation progresse, la kératocèle n'existe presque plus ; à gauche, les hernies de l'iris sont étranglées et arrondies comme de petits pois. — Prescription : On continue la compression avec le collyre à l'atropine pour l'œil gauche.

9. Même état.

27. Cicatrisation presque complète à droite ; à gauche, les hernies s'étranglent de plus en plus.

16. mars. Les hernies de l'iris ont disparu ; l'œil est plat, la cornée nacrée. A droite, la cicatrisation est achevée. Des brides cicatricielles déforment la pupille ; quelques-unes empiètent sur elle.

20. L'individu est mis hors de l'infirmerie et employé à un travail d'intérieur. La vue est complètement perdue à gauche ; elle est conservée à droite, mais peu distincte à une distance moyenne.

En septembre, quand l'Indien est embarqué pour Cayenne, l'œil gauche était atrophié et complètement plat. Quelques dépôts noirs avaient envahi la cornée nacrée. Vision toujours abolie. L'œil droit présentait moins de cicatrices qu'en mars, mais une taie rétrécissait l'ouverture pupillaire. La vision pour cet œil était un peu plus distincte, mais affaiblie.

OBSERVATION IV (Personnelle).

Imma, 23 ans, Indien, originaire de Madras, forçat détenu à la prison centrale de l'Ilet-à-Cabris (Guadeloupe).

Le 6 mai au soir, dépose dans ses deux yeux de la poudre de Jéquirity. Il est vu le 8, jour de la visite. Les paupières sont tuméfiées et de l'humeur séreuse s'écoule sur les joues. Douleurs modérées. Les paupières, quoique facilement écartées, ne permettent pas de constater le corps du délit, mais un peu de sérosité purulente. Les conjonctives sont vivement injectées et il existe une photophobie intense. Les cornées sont ternes, encore polies ; la pupille normale, l'humeur aqueuse troublée. — Prescription : Diète; un purgatif ; lavages ; compresses émollientes ; collyre au nitrate d'argent 0,30 pour 30 gram. d'eau distillée et à l'atropine ; huile de foie de morue une cuillerée.

11. Inflammation modérée, mais chémosis, à droite principalement. La cornée droite est dépolie, la photophobie persistante des deux côtés ; la pupille est dilatée par l'atropine; écoulement séreux; exsudats sur la muqueuse oculaire. — Prescription : Régime léger ; mêmes soins, mais nitrate d'argent remplacé par sulfate de cuivre.

15. Ulcérations larges et irrégulières à droite, superficielles à gauche. Chémosis intense du côté droit, plus fort que d'habitude de l'autre côté. — Prescription : Scarifications ; lavages ; compression ; les deux collyres ; huile de foie de morue deux cuillerées.

22. A gauche, cicatrisation commençante des ulcérations ; la cornée reprend son poli et l'humeur aqueuse sa transparence. A droite, ulcérations stationnaires, humeur toujours troublée. L'écoulement et la conjonctivite sont presque nuls. — Mêmes soins.

25. La cicatrisation marche rapidement à gauche ; commençante à droite. — Prescription : Régime ordinaire, bandeau compressif; deux cuillerées huile foie de morue ; insufflations de calomel.

29. Cicatrisation complète à gauche ; toute trace d'inflammation disparue. A droite, la cicatrisation progresse, mais, comme les ulcères, elle empiète sur le champ pupillaire. — Prescription : Mêmes soins.

5 juin. La cicatrisation est complètement achevée du côté droit, mais la vue est peu nette, une cicatrice opaque voilant les deux tiers de la pupille. A gauche, la vision est distincte, mais il s'y trouve des taies sur les bords de la cornée. L'Indien, à cette date, est mis hors de l'infirmerie et renvoyé

4

à son travail. — On continue le traitement à l'huile de foie de morue et le soir on insuffle du calomel.

En septembre, quand l'individu est parti pour Cayenne, les lésions étaient à peu près les mêmes, sauf un peu plus d'acuité de la vision du côté droit.

OBSERVATION V (Personnelle).

Lallou, 28 ans, Indien, originaire de Madras, détenu à la prison centrale de l'Ilet-à-Cabris (Guadeloupe).

Le 20 mai au soir, dépose, dans l'œil gauche seulement, de la poudre de Jéquirity. Vu le 22, jour de la visite. Pendant cet intervalle, l'infirmier avait appliqué un vésicatoire sur la tempe gauche, que j'ai fait enlever.

22 mai. Je constate une tuméfaction énorme de cet œil, avec écoulement séro-purulent. Douleurs vives autour de l'orbite et au fond de l'œil. Les paupières sont difficilement écartées, mais on peut voir les grumeaux blancs de poudre baignant dans du pus et des dépôts grisâtres de pseudo-membranes semblables aux exsudats diphtéritiques ; conjonctivite intense, chémosis, dépolissement de la cornée. L'œil droit est larmoyant et présente une injection manifeste. — Prescription : Diète, calomel en purgation. Injections émollientes répétées et compresses d'eau tiède. Collyre au nitrate d'argent (1 %) et à l'atropine. L'œil droit est pansé également.

25. La tuméfaction des paupières est diminuée, ce qui permet de bien les écarter et de constater que la conjonctivite et le chémosis sont toujours très intenses, que l'humeur de la chambre antérieure est troublée, qu'il existe une photophobie considérable. Les exsudats membraneux disparaissent.— Prescription : Scarifications de la conjonctive profondes et nombreuses. Lavages et compresses tièdes ; collyre à l'atropine ; au sulfate de cuivre dès le lendemain ; calomel en purgation.

29. Les symptômes inflammatoires ont diminué du côté gauche, mais l'écoulement est toujours purulent et abondant. La cornée, dépolie, commence à s'ulcérer en plusieurs points et sa courbure semble accrue. A droite, cornée terne et écoulement abondant de larmes. Inflammation très

modérée. — Prescription : Lavages et compression ; les deux collyres ; huile de foie de morue une cuillerée.

1er juin. L'inflammation est moindre ; mais les ulcérations cornéennes gagnent en largeur et occupent tout le champ pupillaire. La suppuration est de bonne nature ; quelques flocons albumineux se montrent sur les ulcères. La courbure de la cornée est très prononcée ; kérato-conjonctivite légère. — Prescription : Mêmes soins ; deux cuillerées huile de foie de morue.

5. L'ulcère occupe plus des deux tiers de la cornée, la conjonctivite diminue, l'humeur aqueuse reprend sa transparence. A droite, tout signe d'inflammation a disparu, mais la cornée est toujours terne, la pupille est normale. — Prescription : Mêmes soins que précédemment.

8. Même état du côté gauche ; du côté droit, apparition de points blancs au-dessous et en dedans de la pupille. — Prescription : Insufflation de calomel dans les deux yeux, compression à gauche ; huile de foie de morue deux cuillerées.

12. L'ulcère gauche reste stationnaire. Toute inflammation a disparu. A droite, les points blancs réunis forment deux taies qui n'empiètent pas sur le champ pupillaire. — Prescription : Mêmes soins.

15. Même état, mêmes soins.

19. Les bords de l'ulcère prennent une couleur nacrée bleuâtre. Le malade distingue seulement la lumière. Même état à droite.

3 juillet. L'ulcère gauche est complètement cicatrisé ; tractus fibreux, nacrés, occupant toute la cornée. Commencement de staphylome. A droite, la vision est distincte, mais les taies persistent. L'Indien est renvoyé, à cette date, de l'infirmerie et reprend son travail.

Au 20 novembre, je constate la perte complète de la vision gauche, par suite d'un staphylome opaque antérieur (celui-ci encore léger) ; la persistance des taies à droite, mais n'empêchant pas la vision distincte.

OBSERVATION VI (Personnelle).

Le 5 juin (5 h. du soir). Insufflation de $0^{gr},05$ de poudre de Jéquirity dans l'œil gauche du chien n° 1.— T. rectale 39°,3. — L'animal est bien portant.

6 (10 h. 1/2 du matin). Injection vive de la conjonctive. Chémosis léger. Cornée terne. — L'animal n'a pas voulu manger la viande. — T. rectale 41°,8.

6 (6 h. soir). Paupières modérément tuméfiées. Écoulement séreux. Apparition de fausses membranes sur le globe oculaire. Chémosis plus prononcé. Opalescence de la cornée.— A mangé un peu. — T. 41°,2.

7 (10 h. matin). Tuméfaction plus prononcée. Conjonctivite très intense. Chémosis et opalescence de la cornée plus marqués. Écoulement plus abondant. Protophobie. — A mangé un peu. — T. 40°,6.

7 (6 1/2 soir). Mêmes lésions; écoulement séro-purulent.— T. 39°,7.

8. Même état. La fièvre est tombée et l'appétit revenu. Les pseudo-membranes disparaissent.

9. Conjonctivite plus intense que la veille. Cornée plus opaque. Humeur aqueuse troublée. Écoulement purulent assez abondant.

10 et 11. Conjonctivite diminuée. Aspect bleuâtre de l'œil.

12. Inflammation à peu près nulle. Suppuration moindre. Cornée complètement troublée et même aspect de l'œil.

15. Inflammation disparue. Aspect nacré de la cornée. Quelques filets sanguins serpentent autour de cette membrane. Vision nulle.

23. L'opacité cornéenne est moins prononcée. L'animal est en voie de recouvrer la vision de l'œil gauche.

OBSERVATION VII ET VIII (Personnelles).

Les chiens n°ˢ 2 et 3 ont reçu 0ᵍʳ,05 de poudre de Jéquirity, chacun dans l'œil droit; les 7 et 8 juin, mais ils étaient déjà anémiés par une médication mercurielle à laquelle ils étaient soumis. Ils ont présenté les mêmes symptômes que le chien n° 1, si ce n'est que la suppuration a été plus abondante et que la cornée a été chez eux beaucoup plus éprouvée.

Ils ont eu, comme résultat, une opacité cornéenne nacrée, et à mon départ, le 24 juin, il n'y avait aucun signe d'amélioration.

Nous pouvons ajouter à ces observations les résultats obtenus par le D<sup>r</sup> Osio avec la pommade au Jéquirity 1 gram. pour 30 gram. vaseline. Ce médecin de Madrid a traité trois trachomateux avec cette préparation, et ses malades ont eu à peu près le sort de nos Indiens : l'un a eu une panophtalmie, l'autre une perforation étendue de la cornée et le troisième une opacification très notable de cette membrane. Les résultats montrent combien il faut être circonspect dans l'emploi de cette poudre et engageront tout médecin ayant à cœur l'intérêt de ses malades à ne jamais y recourir.

ART. II. — Action de la macération de Jéquirity sur la conjonctive.

Les symptômes que nous avons décrits à la suite de l'insufflation de la poudre de la liane à réglisse se produisent également avec la macération Jéquiritique, mais avec bien moins d'intensité si on se contente d'une ou de deux instillations, même avec le macéré n° 3, de M. de Wecker. Nous observons alors de la conjonctivite, de la tuméfaction des paupières, de la suppuration, des dépôts pseudo-membraneux; mais la cornée n'est jamais lésée, ou du moins elle n'arrive jamais à se perforer ni à s'ulcérer, ainsi qu'il résulte de nos expériences sur des chiens [1]. Il n'en serait pas de même si on répétait un certain nombre de fois, huit ou dix fois par exemple, les instillations ou les badigeonnages. On pourrait avoir alors des désordres aussi graves que les précédents, parce qu'on greffe peut-être une ophtalmie nouvelle sur une ophtalmie en voie d'évolution. Le professeur Manfredi (de Modène) relate le cas d'une femme de 70 ans, qui eut les deux cornées détruites après des applications trop répétées de macéré à 1/2 pour 100. Mais il suffit d'être prévenu du danger des badigeonnages fréquents pour l'éviter.

Quoi qu'il en soit, les macérations Jéquiritiques permettent de graduer

---

[1] Nous avons fait, sur des chiens, des instillations avec des solutions à 5 %, répétées trois jours de suite, et ils n'ont jamais eu des accidents du côté de la cornée. Quelquefois un léger chémosis et une opulescence de la cornée; mais ces accidents disparaissaient au bout de quelques jours et l'œil reprenait son aspect normal.

l'effet du médicament, et c'est le grand avantage qu'elles ont sur l'inoculation blennorrhagique par exemple, qui ne peut pas être atténuée et doit suivre son cours. Un autre inconvénient de cette dernière, c'est qu'elle se communique très souvent à l'autre œil et qu'on a alors deux yeux à sauver au lieu d'un ; l'ophtalmie Jéquiritique, au contraire, ne peut se transmettre qu'exceptionnellement à l'œil sain, l'expérimentation ayant démontré à M. de Wecker que « l'inoculation avec les produits de l'ophtalmie Jéquiritique n'est qu'assez difficilement obtenue et n'atteint jamais une intensité préjudiciable ».

L'ophtalmie Jéquiritique a une évolution qui lui est spéciale ; elle a une marche assez régulière qui permet de retrouver, comme dans toutes les inflammations, les trois périodes d'irritation, de suppuration, de résolution. Mais ces périodes ont une durée très variable : tandis que dans certains cas, au bout de cinq à six jours, la maladie a parcouru ses périodes, dans d'autres cas il faudra quinze jours ou trois semaines pour que les désordres aient complètement disparu. En général, c'est au bout du douzième jour que la résolution est complète. Elle a un cachet spécial et elle se différencie de la blennophtalmie par ses allures moins bruyantes, les douleurs moins vives et la suppuration plus modérée, souvent simplement muqueuse ; elle emprunte quelquefois le masque de l'ophtalmie diphtéritique avec ses fausses membranes, mais sa durée est bien moins longue, les désordres qu'elle occasionne sont moins terribles, si on a eu le soin de n'employer que les doses thérapeutiques.

## ARTICLE III. — Action du macéré Jéquiritique dans le tissu cellulaire sous-cutané.

Ce sont les professeurs Cornil et Berlioz qui, les premiers, ont étudié l'action des solutions Jéquiritiques dans le tissu cellulaire. « Lorsqu'on en injecte, dit le professeur Cornil, une petite quantité, de quelques gouttes à un demi-centimètre cube, dans le tissu cellulaire sous-cutané d'un cobaye, il détermine, au bout de quinze à vingt heures, l'apparition d'une inflammation douloureuse et très intense, tellement intense

que l'œdème inflammatoire gagne rapidement la totalité du membre
en expérience et même les parties environnantes, une portion du tronc
si l'injection a été faite à une patte antérieure, et la peau de l'ab-
domen si elle a été pratiquée au membre inférieur. Si l'on étudie la manière d'être de cette inflammation, pendant toute la durée de son évolution, on constate la série des phénomènes suivants : tout d'abord, les
bacilles se multiplient au niveau du point inoculé ; ils se diffusent dans les
lymphatiques du voisinage ; les cellules du tissu conjonctif enflammé pro-
lifèrent et les globules blancs sortent par diapédèse des vaisseaux dilatés. »
Une incision pratiquée au niveau des parties enflammées laisse s'écouler
un liquide transparent ou un peu louche qui, examiné au microscope,
montre toujours une grande quantité de bacilles animés de mouvements
d'une grande intensité. Les parties œdématiées perdent leur sensibilité, de
sorte qu'on peut couper un lambeau de peau à l'animal sans qu'il s'en
aperçoive. Si l'on fait des coupes microscopiques sur cette peau détachée,
on y trouve de nombreux bacilles interposés dans les fibrilles du derme ;
les cellules conjonctives et cellulo-adipeuses sont infiltrées de liquide, et
celui-ci est abondamment pourvu de micro-organismes. Ceux-ci sont au
maximun au bout de vingt-quatre heures de l'injection. A partir de ce
moment, ils diminuent chez l'animal qui n'est pas mort de l'opération, ils
se déforment et disparaissent ; mais ils ont produit un état inflammatoire
qui ne s'arrête pas avec eux. Pendant cinq, six, dix jours, l'inflammation
cutanée persiste et se termine ultérieurement, soit par un ou plusieurs abcès
contenant du pus caséeux, soit par une eschare superficielle, plus ou moins
étendue, dont la guérison se fait attendre un mois ou davantage. Mais, ni
dans le pus caséeux, ni dans la partie mortifiée, ni dans les bourgeons
charnus situés à la base ou aux bords de l'eschare, on ne trouve plus de
bactéries de Jéquirity. Les injections de 1/4 à 1/2 cent. cube tuent les lapins
ou les cobayes en deux ou trois jours. Cette disparition des bactéries a
amené le professeur Cornil à rechercher par quelles voies ils s'éliminaient,
et il est arrivé, avec M. Berlioz, à ce résultat, qu'elles s'éliminent par la
peau, l'intestin et les reins, c'est-à-dire que tout l'organisme, à un moment
donné, se trouve complètement infecté. Cette étude de l'infection générale
rentre dans le quatrième article.

ARTICLE IV. — Action du Jéquirity sur l'organisme.

Injectée dans le tissu cellulaire, nous avons vu la macération de Jéquirity déterminer des accidents inflammatoires par le fait de la prolifération énorme des bactéries. Celles-ci disparaissent à un moment donné et elles s'éliminent par la peau, par l'intestin, par les reins. Dans cette course à travers l'organisme, elles amènent son infection, et la mort en est la conséquence habituelle.

La voie que suivent les bacilles n'est pas autre sans doute que celle des lymphatiques. Il se produit en effet, dans ces vaisseaux, deux courants : l'un profond, centripète, qui porte l'agent infectieux dans la circulation générale et produit l'infection de l'organisme ; l'autre superficiel ou centrifuge, qui les porte à la surface de la peau, où ils s'éliminent par ses diverses glandes.(Ne se passerait-il pas, dans ce cas, ce qui se produit dans d'autres maladies infectieuses telles que la variole, la rougeole, le purpura, etc., dans lesquelles le courant centrifuge produit sans doute à la surface du tégument les diverses efflorescences caractéristiques de ces maladies primitivement générales, causées ou non par des bactéries ?) (Cornil.)

*Élimination du Jéquirity par la peau.* — Chez les animaux auxquels on a injecté du Jéquirity dans le tissu cellulaire, on trouve, au niveau des parties enflammées, un ramollissement superficiel de l'épiderme qui se détache facilement par le râclage, et au-dessous une infiltration qui ressemble à de l'œdème. Les poils s'arrachent facilement ou tombent d'eux-mêmes, et, si on examine au microscope le liquide qui baigne l'épiderme ou les poils, on y constate la présence d'une masse énorme de bacilles plus ou moins longs et de spores, tous éléments agités de mouvements très actifs et vivant aussi bien que dans l'infusion elle-même. Ils se rencontrent loin de l'endroit où l'injection a été faite, ce qui nous montre le transport de ces micro-organismes loin du lieu où on les a déposés. Le professeur Cornil, à qui j'emprunte la plupart de ces renseignements, cite l'expérience suivante, pour bien montrer cette élimination par la peau : « Un de nos cobayes, dit-il, guéri du phlegmon Jéquiritique, avait acquis l'immunité, après avoir eu une gangrène locale de la peau, terminée par une cicatrice fibreuse. Nous injectâmes alors dans le péritoine de cet animal une dose assez considérable de la macération, deux centim. cubes. Son état général en fut à peine troublé ; mais, sous la cicatrice cutanée et autour d'elle, il se produisit un œdème inflammatoire étendu et très intense, avec ramollissement de l'épiderme dans une partie de la peau enflammée, avec décollement partiel de la cicatrice et issue du liquide à la surface de la peau. L'action du Jéquirity s'était localisée dans le lieu de moindre résistance et il avait déterminé là, comme dans le premier phlegmon, une effraction à l'extérieur. »

*Élimination par les sécrétions urinaires et intestinales.* — Pour prouver cette élimination, MM. Cornil et Berlioz ont injecté à l'aide d'une fine canule tranchante, dans une des veines apparentes de l'oreille d'un lapin, une masse relativement énorme du poison bactéridien, 2 à 4 centim. cubes de macération. L'animal était tenu appliqué contre une planchette. On s'assurait par avance, avec une canule très propre, que la vessie ne contenait pas de micrococcus. Deux heures environ après l'injection, l'urine contenait une quantité considérable de bacilles, animés pour la plupart de mouvements. L'élimination continuait à s'effectuer jusqu'à la mort de l'animal, qui survenait d'habitude au bout de cinq à six heures. L'examen de l'urine contenue dans la vessie et dans les reins y démontrait les mêmes éléments.

Par les matières fécales, se faisait également l'élimination. De dures qu'elles étaient au début, les selles devenaient, quelque temps après l'injection, diarrhéiques et on y constatait la présence de nombreuses bactéries. Pour prouver que les bactéries venaient bien de la macération, car le liquide intestinal normal contient aussi diverses espèces de bactéries, ces auteurs ont fait, après la mort de l'animal, des coupes de la muqueuse intestinale et des villosités, ce qui leur a démontré qu'elles contenaient, elles aussi, les mêmes bactéries ; autrement dit, que c'était par là que se faisait l'élimination.

Ces éliminations du microbe du Jéquirity par les divers émonctoires naturels nous donnent à penser à une infection générale, analogue à celle que déterminent la plupart des maladies infectieuses vulgaires, telles que

5

la peste, la variole, la fièvre typhoïde, etc. L'organisme cherche par tous
les moyens à se débarrasser de ses hôtes inutiles, mais il n'y réussit pas toujours ; alors il y a mort de l'individu, et celle-ci arrive avec de nombreux
désordres dans les divers appareils. C'est ainsi que l'autopsie des cobayes
ou lapins ayant subi l'injection Jéquiritique fait constater des lésions très
graves du côté du foie et de la rate, des infarctus dans ces organes, des
eschares étendues dans les poumons, dans les plaques de Peyer, les gan-
glions lymphatiques. Nous sommes porté à considérer les effets produits
dans l'économie par les injections du Jéquirity comme analogues à ceux
produits par les maladies infectieuses. Mais d'où vient que les malades
traités par les instillations, les badigeonnages avec les macérations Jéquiritiques, ne présentent par les symptômes de l'infection ?

M. Cornil nous fournit les arguments pour l'expliquer : « La circulation
dans les papilles, dit-il, est surtout centrifuge. Le courant des sucs nutri-
tifs dans les papilles dépourvues de leur épiderme et, à plus forte raison,
enflammées, saillantes sous forme de bourgeons charnus, tend surtout à
éliminer à la surface de la peau le liquide et les cellules migratrices qui
imprègnent leur tissu. Aussi peut-on, sans redouter d'accidents généraux,
appliquer de la macération du Jéquirity sur une plaie cutanée bourgeon-
nante, de même qu'on fait un badigeonnage sur la conjonctive avec la
même substance, dans le but de provoquer une inflammation substitutive. »

Les graines de l'*Abrus precatorius*, absorbées en nature par le tube digestif, n'ont aucune action sur l'économie. Les chiens auxquels nous en avons
fait avaler en assez grand nombre ne nous ont paru nullement incommo-
dés. Il devait en être ainsi, puisque Prosper Alpin et Littré et Robin affir-
ment que dans certains pays elles sont employées comme aliment. J'ajou-
terai que mes recherches, pour reconnaître si ces affirmations étaient
exactes, me permettent d'assurer que, dans les pays où la liane à réglisse
est abondante, les naturels ne connaissent pas son usage alimentaire.

En résumé, le Jéquirity employé en applications sur les muqueuses ne
produit qu'une irritation locale et ne détermine pas d'accidents généraux
graves ou infectieux ; appliqué en injections dans le tissu cellulaire, il
amène promptement l'infection de l'économie, qui cherche à se débarrasser,

souvent sans résultat, de l'agent infectieux par tous les émonctoires naturels ; absorbé par le tube digestif en nature, il ne produit aucun effet.

---

# CHAPITRE IV.

## Mode d'Action.

Ce que nous avons dit dans le Chapitre précédent nous dispensera de longs développements sur la façon d'agir des préparations Jéquiritiques.

Certains auteurs, le D$^r$ Alcon et le professeur Hippel (de Giesen) entre autres, M. Bordet dans sa Thèse inaugurale, écrite sous le patronage du professeur Gayet (de Lyon), admettent que cet agent doit son action à un principe chimique, toxique même, lequel produirait une inflammation aiguë capable de faire céder une inflammation chronique. M. Bordet base son opinion sur ces faits, que le Jéquirity amène parfois, en application sur les muqueuses, des symptômes généraux, tels que fièvre, céphalalgie, vertiges analogues à ceux déterminés par certains empoisonnements ; que les injections sous la peau amènent rapidement la mort, même à très faible dose. D'après cet auteur, les accidents ne pourraient être aussi prompts ni aussi terribles s'ils n'étaient produits par un poison quelconque, un alcaloïde peut-être, les microbes ne pouvant arriver aussi vite à ces résultats.

M. Bordet avoue toutefois, avec raison, établir une hypothèse ; pour l'étayer, il exagère, selon nous, les accidents généraux qu'on peut rencontrer. Malgré les nombreuses analyses chimiques, on n'a jamais pu arriver à découvrir un principe actif ou du moins aussi actif que la graine elle-même, ce qui est le contraire pour les plantes à alcaloïdes telles que la ciguë, le pavot, etc., etc. La marche de l'ophtalmie Jéquiritique elle-même, l'apparition de fausses membranes, le temps d'incubation, la présence du microbe dans les sécrétions, tout ne nous engage-t-il point à voir dans ces symptômes l'effet d'une infection plutôt que d'un principe chimique ou d'un alcaloïde quelconque ?

L'opinion que le Jéquirity agit par son microbe a pour adeptes la plupart des ophtalmologistes qui l'emploient, tels que de Wecker, Warlomont, Panas, Abadie, etc., etc., et les histologistes qui l'ont étudié, tels que Cornil et Berlioz, Sattler, etc. Il arrive en effet, pour les préparations Jéquiritiques, que si on leur fait subir certaines modifications capables de détruire le bacille, elles deviennent complètement inactives. Ainsi, les infusions qu'on aura maintenues à la température d'ébullition, les macérations dans lesquelles on aura ajouté, même en très faible quantité, des antiseptiques, les préparations obtenues à l'abri de l'air, seront toutes inactives et elles ne contiendront pas les micro-organismes. En serait-il ainsi si le Jéquirity devait son action à un principe chimique ? Celui-ci, malgré un mélange d'une solution de thymol au 2,000e, ne conserverait-il pas sa propriété ? Ce qui prouve encore mieux que les effets sont dus à un microbe, c'est la culture qu'on en a faite et la possibilité, avec les nouveaux bacilles, de déterminer l'inflammation ; c'est la possibilité de transmettre l'infection Jéquiritique à un animal au moyen de quelques gouttes de sang, d'une grenouille par exemple, qui aura succombé ou sera encore sous l'influence d'une injection sous-cutanée. Ces résultats ont été surtout mis en lumière par les expériences des professeurs Cornil et Berlioz et celles du professeur d'Erlangen.

Puisque c'est le bacille du Jéquirity qui donne lieu aux accidents, comment se développe-t-il dans les solutions ? D'où vient-il ?

Ou bien il existe dans les graines elles-mêmes et il attend un milieu favorable pour se développer ; ou bien les germes proviendraient de l'air, et, trouvant dans les solutions Jéquiritiques un milieu propice, ils s'y développeraient et prospéreraient. Une expérience qui consiste à placer de la poudre de Jéquirity dans de l'eau distillée ou ordinaire et à la faire macérer dans des flacons complètement à l'abri de l'air, nous démontre que, dans ces circonstances, il ne se développe aucun bacille. Si celui-ci existait déjà dans la graine, il se développerait et serait visible au microscope. Il ne se produit rien, au contraire. C'est donc dans l'air que se trouvent les germes, inoffensifs tant qu'ils ne trouvent pas à se développer, très actifs quand ils se trouvent dans leur élément.

« Une bactérie existe dans l'air, dit le professeur Cornil ; elle ensemence une infusion, l'infusion de graines de Jéquirity, s'y multiplie à l'exclusion de toute autre, et elle y devient pathogène.»

Dernièrement, le professeur Neisser (de Breslau),attaquant les expériences de Sattler et de MM. Cornil et Berlioz, a affirmé que l'action du Jéquirity était due plutôt à une zymase ou ferment, analogue à la diastase, ferment qui se produirait pendant la germination des graines.

Je me contente de citer cette opinion qui vient d'être lancée et qui n'a encore pour défenseur que celui qui l'a émise.

L'action de la poudre en nature s'explique de la même façon que celle des préparations aqueuses. Il se produit en effet avec les liquides de l'œil une vraie macération, laquelle, au contact de l'air, se charge de germes, comme la macération dans un vase, et devient par cela même morbifique. Seulement cette macération accidentelle est beaucoup plus concentrée et les accidents qu'elle détermine sont infiniment plus terribles. Peut-être aussi les bacilles, agissant dès leur formation, sont-ils plus actifs que lorsqu'ils sont formés depuis un certain temps? Mais ceci est une simple hypothèse.

# CHAPITRE V.

### Applications thérapeutiques.

En présence des effets terribles provoqués par la poudre de Jéquirity, après les expériences malheureuses du Dr Osio (de Madrid) et les accidents survenus chez des malades du Dr Manfredi à la suite de l'emploi des prépa-rations pulvérulentes, on conçoit qu'on ne s'adresse qu'aux préparations aqueuses dans un but thérapeutique. C'est à elles seules qu'on a recours aujourd'hui.

Les principales maladies contre lesquelles on les emploie sont : la con-jonctivite granuleuse et ses conséquences, les pannus, les ulcères de la cornée et les abcès [1].

[1] Le professeur Cornil a essayé deux fois l'injection de quelques gouttes de macération sous la peau d'un malade. Il s'agissait d'une affection tuberculeuse grave de la peau, d'origine

Mais les ophtalmologistes ne sont pas d'accord sur les résultats obtenus. Tandis que M. de Wecker résume les bons effets de la liane à réglisse dans ces affections par les propositions suivantes : «Incontestablement l'ophtalmie Jéquiritique guérit rapidement les granulations.

» Incontestablement la cornée ne court aucun risque pendant l'évolution de l'ophtalmie Jéquiritique », M. Deneffe déclare à l'Académie de Médecine de Belgique « que l'inflammation Jéqu'ritique ne lui a donné aucun résultat ; que le Jéquirity est resté absolument impuissant dans le traitement du pannus ».

Galezowski, d'un autre côté, nie d'une façon absolue l'action curative du Jéquirity, et, d'accord avec le Dr Osio, il accuse cette médication de faire courir aux malades les plus grands dangers. M. Bordet, dans sa Thèse inaugurale en 1883, ne se montre pas non plus favorable à cette médication. Les résultats qu'il a obtenus, dit-il, ne sont pas faits pour relever la réputation de ce médicament, car aucun des granuleux jéquiritisés n'a été guéri.

Si les opinions pessimistes de ces trois derniers auteurs sont peu faites pour nous encourager dans l'emploi de ce remède, nous avons d'un autre côté un grand nombre de médecins qui, s'étant servis du Jéquirity suivant la méthode de de Wecker, sont arrivés à de très beaux résultats. Ils ont publié des observations très nombreuses et très concluantes, dans lesquelles on remarque que la liane à réglisse a été d'une incontestable utilité. On peut dire que la majorité des ophtalmologistes contemporains sont partisans du Jéquirity et le préfèrent aux traitements ordinaires, surtout à l'inoculation blennorrhagique dans les formes graves du trachome.

Voici l'opinion des médecins qui ont expérimenté sur une vaste échelle: Nous connaissons celle de M. de Wecker. Il a délaissé complètement les inoculations blennorrhagiques, dont il n'a jamais été bien partisan à cause des

---

exotique. Il injecta par deux fois, à quinze jours d'intervalle, une à deux gouttes de liqueur. Il se déclara chaque fois un œdème inflammatoire dans tout le membre, avec fièvre. La plaque tuberculeuse qu'il voulait attaquer par le Jéquirity ne fut pas modifiée. Aussi ajoute-t-il « qu'il n'oserait jamais conseiller l'emploi d'un moyen aussi dangereux que l'injection sous-cutanée de la dose la plus minime de cette préparation ».

désordres parfois irrémédiables qu'elles produisent sur la cornée et des dangers qu'elles font courir à l'œil sain, et il emploie l'ophtalmie Jéquiritique aussi bien dans les cas où le pannus est considérable que dans ceux où la cornée en est complètement libre. C'est d'après les résultats obtenus dans sa Clinique de Paris qu'il a formulé ses propositions.

Le D\*r\* Mura-Brazil, dans une brochure sur le « traitement de la conjonctivite granuleuse aiguë et chronique par l'*Abrus precatorius* », parle ainsi des résultats qu'il a obtenus : « Des granulations ayant résisté pendant des années à tous les autres traitements ont été guéries dans l'espace de trente à quarante jours. C'est vraiment une conquête pour la science et l'humanité. L'*Abrus precatorius* nous a donné toujours, et dans toutes les périodes de la maladie, des résultats admirables. »

Le D\*r\* Terson, dans un Mémoire lu à la Société de Médecine de Toulouse, s'est prononcé hautement en faveur du Jéquirity, à la suite de nombreux essais, et il arrive à cette conclusion que « le meilleur remède à opposer aujourd'hui à l'ophtalmie granuleuse, dès ses débuts comme dans les cas les plus compliqués, est le Jéquirity; il faut donc vulgariser l'emploi de ce moyen ».

Le D\*r\* Tachard, médecin de l'armée, a publié dans les *Archives de Médecine et de Pharmacie militaires*, dix observations de malades traités par cette méthode. Au bout de deux mois, neuf malades ont été complètement guéris; le dixième seul conservait un léger pannus, mais son état s'était déjà bien amélioré.

Le D\*r\* Manfredi, donnant le résultat de ses essais sur 39 malades, arrive à la proportion de 26 °/₀ de guérisons parfaites, au moment de sa communication à l'Académie de Modène ; 18 de ses malades, non encore guéris, avaient éprouvé une grande amélioration, et il était permis d'espérer leur guérison définitive.

Sur 37 cas, le D\*r\* Alcon a observé 19 guérisons et 9 améliorations.

Nous pourrions citer encore les résultats de la pratique du professeur Businelli (de Rome), du D\*r\* Paggi (de Florence), du D\*r\* Foucher, de Montréal (Canada), et d'autres qui, tous, ne tarissent pas d'éloges pour le nouveau remède.

Nous nous contenterons de transcrire ce passage d'un article de Altenhoff, publié dans la *Revue médicale de la Suisse romande*, en juillet 1883 : « La médication Jéquiritique, dit-il, est donc bien une des plus belles conquêtes de l'ophtalmologie moderne et promet d'être une des innovations les plus utiles pour la privation de la cécité chez des milliers de malheureux réputés incurables ».

M. Chauzeix, dans une Thèse remarquable où sont contenues cinquante observations de malades traités par le Jéquirity, dans la Clinique de la rue Cherche-Midi, se résume ainsi : « Les résultats excellents que nous avons obtenus avec le macéré de Jéquirity, les guérisons nombreuses qu'il nous a été donné de constater, nous permettent d'affirmer non seulement que c'est un excellent moyen de combattre le trachome et ses complications habituelles, pannus, ulcères, etc.; mais aussi que ce genre de traitement est bien supérieur à ceux employés jusqu'à ce jour. »

Comment se former une idée vraie sur la valeur du nouveau remède, en présence des opinions si favorables des uns, si défavorables des autres ? Il est vrai que ces derniers constituent la minorité et que, nourrissant peut-être déjà une idée préconçue contre la liane à réglisse, ils ont expérimenté sur un nombre très restreint de malades, tandis que les premiers ont traité par la nouvelle méthode un nombre considérable de trachomateux. Cette raison seule nous amène déjà à préférer l'opinion favorable au Jéquirity, puisque ses défenseurs l'ont basée sur un plus grand nombre de faits et qu'on ne peut pas admettre que tant de médecins distingués aient pu être induits en erreur.

D'ailleurs, que penser des affirmations de M. Deneffe : « Le Jéquirity ne produit aucun résultat ; il est absolument impuissant contre le pannus », lorsqu'il nous apprend lui-même qu'elles n'ont pour base que cinq ou six cas ? lorsque, d'un autre côté, on sait, par plus de trois cents observations, que le Jéquirity a amené les plus heureuses guérisons dans les mêmes affections ?

Que penser aussi des accusations des D<sup>rs</sup> Galezowski et Osio : « Cette médication fait courir aux malades les plus grands dangers sans bénéfice », accusations basées sur quelques cas seulement ? Il est probable que ces médecins ont été imprudents dans l'emploi de la médication, comme le D$^r$ Osio, qui base son accusation sur les résultats obtenus avec la pommade à 1 p. 30, et qu'ils n'ont pas suivi la méthode telle qu'elle a été proposée par le D$^r$ de Wecker à la suite d'une longue expérience clinique.

Il serait étonnant qu'entre leurs mains la méthode n'eût pas donné les résultats obtenus par tant d'autres médecins, s'ils l'avaient employée d'après les règles posées pour la préparation elle-même du remède et son application à des lésions déterminées. M. Bordet, qui a donné dans sa Thèse les idées du professeur Gayet sur le médicament, le trouve inactif et complètement impuissant contre le trachome. D'après lui, la différence dans les résultats tiendrait à « des erreurs de diagnostic ». Il est vrai que le Jéquirity est tout à fait impuissant contre l'hypertrophie papillaire (Chauzeix), qu'on pourrait prendre pour un commencement de trachome. M. Bordet, qui accuse les partisans de la méthode d'avoir guéri de simples hypertrophies papillaires, n'aurait-il pas eu affaire précisément à cette maladie, contre laquelle le remède est impuissant ? S'il en est ainsi, ses arguments contre l'*Abrus precatorius* n'ont guère de consistance.

Dernièrement, en janvier 1884, à la Société française d'Ophtalmologie, plusieurs spécialistes ont apporté le résultat de leur pratique, et la plupart se sont loués des succès obtenus.

Le D$^r$ Coppen (de Bruxelles) a obtenu, sur 140 granuleux, 20 % de guérisons en deux mois au plus ; M. Vallez (de Tournai), 20 guérisons définitives sur 30 malades ; M. Vachez, 10 succès sur 11 cas.

A l'encontre des médecins favorables, MM. Galezowski et Cayet ont maintenu leurs observations ; mais ils se sont basés sur une douzaine de faits seulement. D'après eux, le Jéquirity reste toujours un moyen aussi infidèle que les autres, peut-être parce qu'il n'a pas été assez étudié ; aussi M. Galezowski ne paraît pas décidé à abandonner de sitôt les traitements anciens : sulfate de cuivre, acétate de plomb, etc., etc.

Nous extrayons des auteurs quelques observations qui démontrent les bons effets du Jéquirity chez les trachomateux.

OBSERVATION IX (résumée).

Thèse du D<sup>r</sup> CHAUZEIX.

Eugénie M..., 25 ans. Granulations nombreuses et végétantes à l'œil gauche ; pannus total, très épais. L'œil droit ne présente aucune lésion.

La maladie remonte à une douzaine d'années. Pendant ces douze ans jusqu'à ce jour, elle a été soumise à divers traitements, mais sans résultats satisfaisants ; dans les derniers temps, on était obligé d'inciser toutes les semaines les végétations dues aux granulations.

Le 21 septembre, elle est soumise au traitement Jéquiritique avec la solution n° 1 — On fait trois lavages. Il en résulte une ophtalmie Jéquiritique qu'on entretient par de nouvelles applications.

Le 28 octobre, les symptômes de l'ophtalmie Jéquiritique se sont beaucoup atténués ; les granulations sont affaissées ou en voie de résorption, le pannus moins épais qu'au début, et la malade commence à voir un peu de cet œil.

Le 5 novembre, la malade quitte la Clinique dans un état très satisfaisant; la conjonctive est devenue lisse et a une coloration normale; l'éclaircissement de la cornée est des plus remarquables.

OBSERVATION X (résumée).

(Même Thèse.)

M... F..., 41 ans, tailleur de pierre. Granulations avec cicatrices à l'œil droit ; pannus du tiers supérieur de la cornée et ulcères. Malade depuis dix-huit mois. Traité inutilement dans la clinique du D<sup>r</sup> A... par des scarifications, des applications de sulfate de cuivre, d'alun, etc...

Il vient à la Clinique le 6 août, et on lui fait trois lavages, suivis bientôt d'une amélioration considérable.

Le 13 août, il reste quelques granulations, du pannus avec exulcération.

Le 3 septembre, l'amélioration ne faisant pas de progrès, on commence une nouvelle série de lavages. L'inflammation Jéquiritique persiste quelques jours, et, le 10 septembre, il n'y a plus de pannus ; les granulations ont complètement disparu.

### OBSERVATION XI.
#### (Thèse du D<sup>r</sup> CARETTE.)

Marie P..., 18 ans. Pannus complet de l'œil gauche, datant de plusieurs années, avec strabisme convergent de cet œil.

Application de Jéquirity une fois par semaine (formule n° 2). Amélioration rapide; la cornée gagne en transparence après chaque application ; la vue reste cependant défectueuse, par le fait du strabisme sans doute.

### OBSERVATION XII.
#### (Même Thèse.)

Zoé F..., 19 ans (de Roubaix). Pannus double, épais, généralisé, datant de dix ans ; la malade peut à peine se conduire seule. Application de Jéquirity (formule n° 2) deux fois par semaine. Au bout de deux mois, la vue est revenue à un degré presque inespéré. On continue le traitement ; les progrès de la vision sont très sensibles ; la guérison est presque complète.

### OBSERVATION XIII.
#### (Même Thèse.)

V... Émile, 32 ans, terrassier. Double pannus granuleux très ancien, compliqué de trichiasis des deux paupières supérieures. Opéré tout d'abord pour cette dernière affection, il se produit une légère amélioration. Deux mois plus tard, le mieux semble s'arrêter ; la rougeur des yeux reparaît ; le malade est alors soumis, tous les dix à douze jours, aux badigeonnages avec le Jéquirity (formule n° 2). A chaque visite, l'amélioration de la vue est notable, et, au bout de deux mois, les pannus ont totalement disparu.

### OBSERVATIONS XIV et XV.
#### (D<sup>r</sup> DE WECKER.)

Une malade présentait un pannus double et des granulations si épaisses que les paupières avaient peine à s'entr'ouvrir. Durant des années, elle fut en traitement et, d'une manière continue, pendant les deux dernières.

Trois séries de lotions pratiquées dans l'intervalle de six semaines la débarrassèrent de son pannus, et ses granulations vont progressivement en s'affaissant et se cicatrisant, de façon à ne plus réclamer aucun traitement.

Une autre malade de 28 ans présente les granulations les plus fortes qu'on puisse rencontrer, simulant une dégénérescence amyloïde de toute la conjonctive de l'œil gauche.

De larges incisions ont été faites ailleurs, sans améliorer l'épais pannus qui recouvre la cornée. Elle a été, à différentes reprises, soignée pendant les deux dernières années à notre Clinique, à l'aide de la galvano-caustique, sans résultat bien appréciable.

Au moyen des applications Jéquiritiques, sa guérison est obtenue dans l'espace de deux mois.

Ces Observations, que nous aurions pu multiplier, démontrent l'efficacité du Jéquirity. Mais il ne faudrait pas croire qu'à toutes les périodes du trachome cette médication fût aussi avantageuse. Les résultats les plus satis·faisants ont été obtenus dans les granulations anciennes, alors que la conjonctive est parsemée de brides cicatricielles et que le pannus est très développé. Son utilité s'est montrée aussi dans les pannus scrofuleux tenaces, dans les formes torpides d'ulcères de la cornée, dans les cas d'infiltration de la cornée et de sclérose ; en un mot, dans tous les états chroniques. Dans les états inflammatoires aigus, les conjonctivites ou kératoconjonctivites simples par exemple, il peut se produire, au contraire, une intensité beaucoup plus grande de l'inflammation, ce qui donnerait plus de gravité à la maladie, au lieu de l'enrayer.

Les heureux résultats dans le traitement du trachome ou des divers états chroniques signalés, sont-ils obtenus par la substitution d'une inflammation aiguë à une phlegmasie chronique ; ou bien le bacille du Jéquirity, envahissant le milieu où se trouve le microbe du trachome, engagerait-il une lutte pour l'existence dans laquelle celui-ci succomberait ?

Cette dernière action est admise, sans preuves suffisantes, par certains ophtalmologistes.

Quant à nous, nous ne sommes pas à même de trancher la question.

***

# CHAPITRE VI.

## Appréciation. — Conclusion.

Dans les pages précédentes, nous avons vu que tous les médecins qui ont essayé le Jéquirity sur une vaste échelle se sont loués de son emploi ; que certains, trop tôt enthousiastes, en ont fait presque un spécifique de la granulation. Cette opinion, jusqu'ici, est exagérée, de même que celle des détracteurs quand même de la graine brésilienne. L'opinion mixte nous paraît la meilleure, tant que la nouvelle méthode n'est pas encore complètement connue dans son action et dans toutes ses indications ou contre-indications. Nous sommes convaincu que lorsque la science aura fait un jour complet sur tout ce qu'on pourra en obtenir, la thérapeutique aura acquis un médicament d'une très grande importance. Déjà il a donné des preuves sérieuses de sa valeur, entre les mains qui savent le manier. Comme tous les agents puissants, il a aussi fait des victimes entre des mains imprudentes.

Le Jéquirity, selon nous, mérite de prendre place dans la thérapeutique des maladies oculaires, sans faire négliger les puissants modificateurs bien connus (nitrate d'argent, sulfates de cuivre, de zinc, acétate de plomb, etc.). Il doit avoir son rôle au même titre que les inoculations blennorrhagiques, qu'il est appelé tous les jours à remplacer. Pour son emploi, il faudra se rappeler ce que trois années d'expérimentation ont appris. C'est ainsi que les inflammations légères , conjonctivites, kérato-conjonctivites, les lésions superficielles de la cornée et de la conjonctive, les affections franchement aiguës, n'auront que faire de son emploi et se trouveront mieux des modificateurs caustiques ou des moyens résolutifs. Les modifications profondes de la conjonctive et de la cornée, résultat du trachome, les pannus scrofuleux, les ulcères, les abcès, les cicatrices de la cornée, toutes affections chroniques, ne devant trouver que des améliorations légères et passagères sous l'influence des moyens ordinaires, s'amenderont au contraire notablement ou disparaîtront par l'emploi du nouvel agent. On n'a pas besoin d'ajouter que, dans ces derniers cas, on ne devra pas se borner à agir localement au moyen de l'*Abrus*, et que les moyens généraux appropriés seront d'un puissant secours et aideront à l'efficacité de la médication locale. Il ne faudra pas s'en tenir, pour obtenir l'effet voulu, à guérir un pannus par exemple, ou un ulcère scrofuleux ; il faudra placer l'économie dans un état tel que la production de l'accident local ne puisse plus se renouveler.

Les macérations Jéquiritiques se prêtant aux dosages, et cet agent agissant suivant la dose, ce seront les seules préparations employées. On pourra, en rapprochant les applications, produire une ophtalmie aussi intense que l'ophtalmie blennorrhagique ; et comme elle ne présente pas pour l'œil sain des dangers aussi immédiats que l'inoculation, comme on ne sait jamais les vices constitutionnels du sujet qui fournit le virus, l'inoculation devra être rejetée, ou du moins elle ne sera utilisée que lorsque tous les autres moyens de traitement, l'ophtalmie Jéquiritique comprise, auront échoué.

La poudre des semences, soit en nature, soit mélangée à des corps gras, sera complètement banie de la thérapeutique.

# CONCLUSION.

1º Le Jéquirity doit son action à un microbe que les études de Sattler et du professeur Cornil ont fait connaître.

2º Ce microbe, par sa pullulation et sa diffusion, amène l'infection de l'organisme et s'élimine par la peau, l'intestin et les reins, s'il a été injecté dans le tissu cellulaire sous-cutané.

Il amène la production de fausses membranes et une phlegmasie intense quand il est appliqué sur une muqueuse ou sur des bourgeons charnus.

3º Cette propriété phlogogène est mise à profit pour combattre certaines affections chroniques tenaces des yeux.

4º Le Jéquirity est très efficace dans ces affections, beaucoup plus efficace que les moyens ordinaires connus.

5º Il mérite une place importante dans la thérapeutique oculaire et se recommande à l'attention des savants pour qu'on puisse mieux connaître ses indications et ses contre-indications, en même temps que ses effets physiologiques.

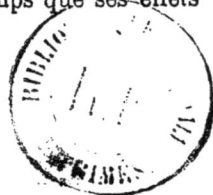

# INDEX BIBLIOGRAPHIQUE.

ALCON. — Contribution à l'étude de l'arbre du rosaire (Jéquirity) dans l'ophtalmie granuleuse. (El Genio quirurgico, mars 1883.)

ARMAIGNAC. — De l'emploi du Jéquirity en thérapeutique oculaire. Revue critique et état actuel de la question. (Revue clinique d'Oculistique, août 1883.)

AGNIEL.— Du Jéquirity et de son emploi dans le traitement du trachome. (Thèse de Montpellier, 1884.)

BERNARD AIMÉ. — Du traitement du trachome par le Jéquirity et la cantharidine. (Thèse de Bordeaux, août 1883.)

BORDET. — Le Jéquirity. Son emploi dans le traitement de la conjonctivite granuleuse. (Thèse de Lyon, juillet 1883.)

CARETTE. — Emploi du Jéquirity et de l'inoculation blennorrhagique dans l'ophtalmie granuleuse. (Thèse de Paris, novembre 1883.)

CORNIL et BERLIOZ.— L'empoisonnement par le Jéquirity. (Académie des Sciences, 17 septembre. Société de Biologie, 27 octobre 1883.)

DENEFFE.— L'ophtalmie granuleuse et le Jéquirity. (Annales d'Oculistique, tom, LXXXIX, pag. 33.)

MANFREDI.— La conjonctivite Jequiritia et la sue efficacia nella cura dell tracoma. (Modena, in-4°, pag. 12.)

MURA-BRAZIL. — Traitement de la conjonctivite granuleuse aiguë et chronique par l'Abrus-precatorius-Jequirity. (Ann. d'Oculistique, tom. LXXXVIII, nov.-déc. 1882. Académie des Sciences, 11 avril.)

OSIO. — Jequirity. (El Siglo medico, avril 1883.)

SATTLER et DE WECKER.— Ophtalmie jéquiritique et son emploi clinique. (Brochure in-8°, librairie Delahaye. Paris, 1883.)

TERSON. — Nouveau traitement de la conjonctivite granuleuse. (Toulouse, in-8°, pag. 11.)

—     Quelques indications précises sur l'emploi du Jéquirity dans la conjonctivite granuleuse. (Revue méd. de Toulouse, juillet 1883.)

WARLOMONT.—Jéquirity. (Revue d'Oculistique, mars, avril et juillet-août 1883.)

GALÉZOWSKI et PARIZOTTI. — Du Jéquirity et de son insuccès dans le traitement des granulations. (Recueil d'Ophtalm., août 1883.)

Foucher (de Montréal, Canada). — Traitement de la conjonctivite granuleuse par le Jéquirity. (Extrait de l'Union médicale du Canada, in-8°, pag. 31.)

Gillet de Grandmont. — De l'emploi du Jéquirity en ophtalmologie. (Journal de Médecine de Paris, n° 19, 1883.)

Tachard. — Jéquirity. (Arch. de Méd. et de Pharm. militaires, pag. 145, 1883.)

Wecker (L. de) — L'ophtalmie purulente factice produite au moyen du Jéquirity ou liane à réglisse. (Compt. rend. de l'Acad. des Sciences, 7 août 1882.)

— L'ophtalmie purulente factice. (Annales d'Oculistique, juillet-août 1882.)

— L'ophtalmie jéquiritique. (Annales d'Ocul., juillet-août 1883.)

— Quelques indications sur l'emploi du Jéquirity. Lettre adressée au rédacteur des Ann. d'Ocul (mars-avril 1883).

— Lettre adressée à M. Pasteur. (Compt. rend. de l'Académie des Sciences, 14 mai 1883.)

Cornil. — Les inflammations expérimentales de la peau déterminées par le microbe du Jéquirity. (Leçons professées à la Faculté de Médecine de Paris, semestre d'hiver 1883-84.)

Chauzeix. — Le Jéquirity et son emploi en ophtalmologie. (Thèse de Paris, décembre 1883.)

Semaine médicale, n°ˢ 4 et 5 de l'année 1884.

www.ingramcontent.com/pod-product-compliance
Lightning Source LLC
Chambersburg PA
CBHW071408200326
41520CB00014B/3348